BEI GRIN MACHT SICH IHR
WISSEN BEZAHLT

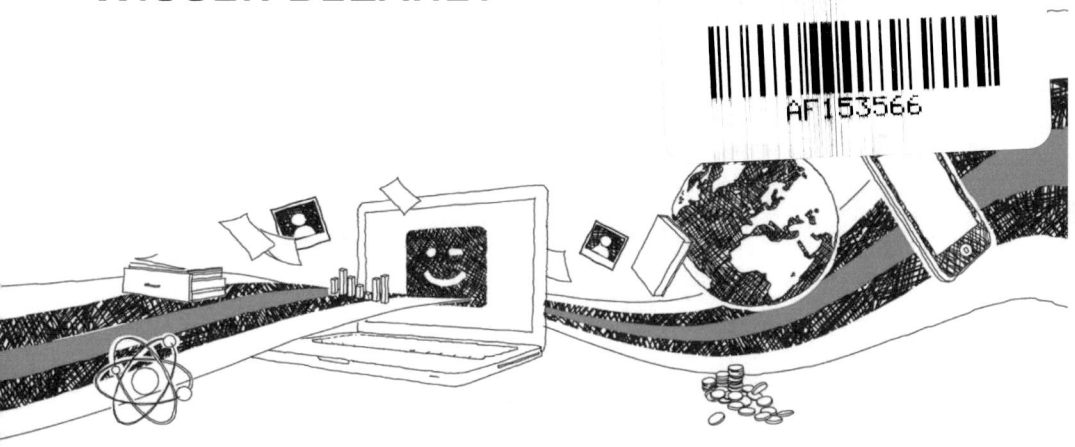

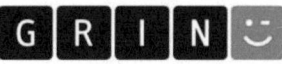

Finanzierung und Unternehmensentwicklung

Entwicklung eines innovativen Geschäftsmodells. Marktstrategie und Design für die Expansion eines Unternehmens

Elias Bavuso

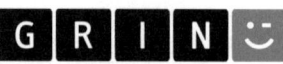

Bibliografische Information der Deutschen Nationalbibliothek:

Die Deutsche Nationalbibliothek verzeichnet diese Publikation in der Deutschen Nationalbibliografie; detaillierte bibliografische Daten sind im Internet über http://dnb.d-nb.de abrufbar.

ISBN: 9783389107447
Dieses Buch ist auch als E-Book erhältlich.

Druck und Bindung: Books on Demand GmbH, Norderstedt Germany
Gedruckt auf säurefreiem Papier aus verantwortungsvollen Quellen

Das vorliegende Werk wurde sorgfältig erarbeitet. Dennoch übernehmen Autoren und Verlag für die Richtigkeit von Angaben, Hinweisen, Links und Ratschlägen sowie eventuelle Druckfehler keine Haftung.

Das Buch bei GRIN: https://www.grin.com/document/1558726

Hausarbeit

Name, Vorname	Bavuso, Elias
Studiengang	MBA Sport- und Gesundheitsmanagement
Studienmodul	Finanzierung und Unternehmensentwicklung
Termin Lehrveranstaltung (siehe Ergebnisdokumentation)	16.12.-18.12.2024
Aufgabe	Entwicklung und Design eines neuen, innovativen Geschäftsmodells für ein real existierendes Unternehmen für die Etablierung auf einem neuen Markt

Inhaltsverzeichnis

1 Vorstellung des Unternehmens

PRIME TIME fitness ist ein Premium-Fitnessanbieter mit Standorten in Frankfurt, München und Hamburg (PRIME TIME fitness, 2024). Das Unternehmen richtet sich an sogenannte „Urban Performer" und bietet Fitnessclubs in zentralen Bestlagen mit hochwertiger Ausstattung, die Funktionalität und Wohlfühlatmosphäre vereinen. Ziel ist es, Fitness zu einem nachhaltigen und motivierenden Erlebnis zu machen, das Kunden langfristig und effizient bei der Erreichung ihrer Trainingsziele unterstützt. PRIME TIME fitness operiert in der dynamischen Fitness- und Gesundheitsbranche, die sich zunehmend auf personalisierte und wissenschaftlich fundierte Trainingskonzepte fokussiert. Mit seiner Positionierung im Premiumsegment hebt sich das Unternehmen durch die Kombination aus Effizienz, Wissenschaft, Motivation und individueller Betreuung von der Konkurrenz ab (PRIME TIME fitness, 2024).

Das Angebot von PRIME TIME fitness umfasst mehrere Kernbereiche. Im Mittelpunkt steht das Personal Training, bei dem Kunden durch individuelle 1:1-Betreuung in verschiedenen Preiskategorien optimal unterstützt werden, um ihre Ziele schnell und sicher zu erreichen (PRIME TIME fitness, 2024). Ergänzt wird dieses Angebot durch ein datenbasiertes Trainingskonzept, das regelmäßige Fortschrittsüberprüfungen alle zwölf Wochen beinhaltet. Analysen wie die bioelektrische Impedanzanalyse und Krafttests gewährleisten dabei zielorientierte Ergebnisse (PRIME TIME fitness, 2024). Darüber hinaus bietet das Unternehmen ein Corporate-Fitness-Programm an, das Firmenfitness-Programme, Live-Online-Kurse und Gesundheitsanalysen zur Steigerung der Arbeitsproduktivität umfasst (PRIME TIME fitness, 2024). Ein weiteres innovatives Angebot ist die „Prime Expert"-Plattform, auf der Kunden Fitnesstipps, Webinare und interaktive Q&A-Sitzungen mit Experten aus verschiedenen Bereichen nutzen können (PRIME TIME fitness, 2024).

Die Zielgruppe von PRIME TIME fitness besteht überwiegend aus berufstätigen Personen, die Wert auf Zeitersparnis und gezielte Erfolge legen. Durch die Verbindung innovativer Technologien, individueller Betreuung und Corporate-Fitness-Programmen hat das Unternehmen eine Nische geschaffen, die langfristiges Wachstumspotenzial in einem sich stetig entwickelnden Branchenumfeld bietet.

2 Geschäftsmodell

2.1 Unternehmerische Gelegenheit

Die unternehmerische Gelegenheit für das Geschäftsmodell PRIME TIME BioNutrition ergibt sich aus der steigenden Nachfrage nach biologisch zertifizierten Nahrungsergänzungsmitteln, die Qualität, Nachhaltigkeit und exzellenten Geschmack miteinander verbinden. Der Markt für Nahrungsergänzungsmittel zeigt ein wachsendes Interesse an Produkten, die sowohl umweltfreundlich als auch wirksam sind (Lebensmitteltechnik-Deutschland, 2024; Mintel, 2024).

Diese Marktchance wurde in der Erkennungsphase durch ein Ungleichgewicht zwischen der Nachfrage nach solchen Produkten und dem derzeitigen Angebot identifiziert (Pott & Pott, 2012). Viele bestehende Anbieter konzentrieren sich auf einzelne Aspekte wie Geschmack oder Nachhaltigkeit, ohne eine ganzheitliche Lösung anzubieten. PRIME TIME BioNutrition schließt diese Lücke, indem es das vorhandene Potenzial nutzt und qualitativ hochwertige, biologisch zertifizierte und nachhaltige Produkte entwickelt, die gezielt auf die Bedürfnisse gesundheitsbewusster Konsumenten abgestimmt sind (Pott & Pott, 2012).

Diese unternehmerische Gelegenheit ist primär dem Entdeckungsansatz zuzuordnen (Fueglistaller et al., 2019). Nach diesem Ansatz entstehen Gelegenheiten durch exogene Marktveränderungen, wie etwa den wachsenden Trend zu nachhaltigen und biologischen Produkten sowie die steigende Nachfrage nach funktionellen Ernährungslösungen (Lebensmitteltechnik-Deutschland, 2024; Mintel, 2024; Fueglistaller et al., 2019). Diese externen Veränderungen im Marktumfeld stellen typische „Kirznersche Gelegenheiten" dar, bei denen ein Ungleichgewicht zwischen Angebot und Nachfrage erkannt wird (Fueglistaller et al., 2019). Die Gelegenheit für PRIME TIME BioNutrition existierte unabhängig von den spezifischen Aktivitäten des Unternehmens und wurde durch die Analyse externer Faktoren wie gesellschaftlicher Trends, technologische Entwicklungen und gesetzlicher Vorschriften identifiziert (Fueglistaller et al., 2019).

Darüber hinaus nutzt PRIME TIME fitness bestehendes Wissen über die Zielgruppe und deren Bedürfnisse, um diese Marktchance wahrzunehmen. Durch Marktanalysen und die Identifikation von Arbitragemöglichkeiten innerhalb des wachsenden Segments der biologisch zertifizierten Nahrungsergänzungsmittel wurde diese Gelegenheit erkannt und gezielt für das neue Geschäftsmodell genutzt (Fueglistaller et al., 2019).

Im Gegensatz dazu steht der Entstehungsansatz, der Gelegenheiten als das Ergebnis eines iterativen und proaktiven Prozesses betrachtet, bei dem neue Märkte durch unternehmerisches Handeln erst geschaffen werden (Fueglistaller et al., 2019). Auch wenn PRIME TIME BioNutrition durch die Kombination von Qualität, Nachhaltigkeit und Geschmack eine neue Kategorie innerhalb des Marktes stärkt, basiert die grundlegende Marktchance auf bereits existierenden externen Veränderungen und nicht auf einem rein schöpferischen Prozess (Fueglistaller et al., 2019).

Zusammenfassend ist die unternehmerische Gelegenheit von PRIME TIME BioNutrition eindeutig dem Entdeckungsansatz zuzuordnen, da sie durch exogene Marktveränderungen und ein vorhandenes Ungleichgewicht im Markt entstanden ist. Das Unternehmen nutzt diese objektive Gelegenheit, um ein neues Produktportfolio zu entwickeln, das den Bedürfnissen der Zielgruppe entspricht und gleichzeitig eine Lücke im Markt schließt (Fueglistaller et al., 2019; Pott & Pott, 2012).

2.2 Value Proposition Canvas

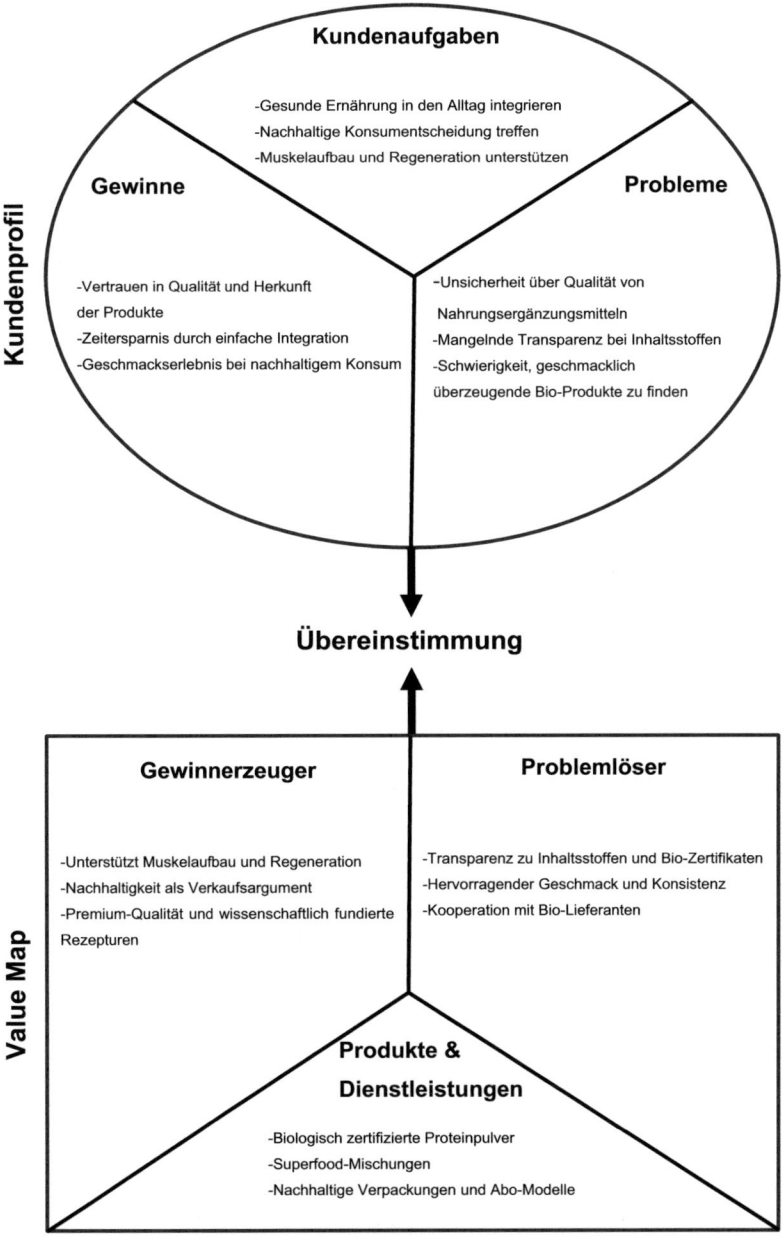

Abb. 1: Value Proposition Canvas (modifiziert nach Osterwalder et al., 2015)

2.3 Business Model Canvas

Schlüssel-partner	Schlüsselak-tivitäten	Wertange-bote	Kundenbe-ziehungen	Kundenseg-mente
-Bio-Lieferanten für nachhaltige Rohstoffe	-Produktentwicklung und Forschung	-Hochwertige, biologisch zertifizierte Nahrungsergän-zungsmittel	-Persönliche Beratung in den Studios	-Gesundheitsbe-wusste Verbraucher (25-45 Jahre)
-Logistikpartner für den Online-Handel	-Vertrieb und Marketing (Online und Offline)	-Nachhaltige Verpackungen und kurze Lieferketten	-Exklusive Rabatte für PRIME TIME fitness-Mitglieder	-Fitnessstudio-Mitglieder von PRIME TIME fitness
-Bio-Läden und Supermärkte für den Einzelhandel	-Partnerschaften mit Bio-Läden	-Wissenschaftlich fundierte Rezepturen mit hervorragendem Geschmack	-Automatisierte Betreuung über den Online-Shop (Newsletter, Empfehlungen)	-Umweltbewusste Konsumenten, die nachhaltige Produkte suchen
	Schlüssel-ressourcen		**Kanäle**	
	-Bio-zertifizierte Rohstofflieferanten		-Direktverkauf in PRIME TIME Fitnessstudios	
	-Produktionsstätten für hochwertige Nahrungsergänzungs-mittel		-Online-Shop mit Abo-Modellen	
	-Online-Plattform für den Vertrieb		-Vertrieb über Bio-Märkte wie Alnatura und Tegut	

Kostenstruktur	Einnahmequellen
-Produktionskosten für biologisch zertifizierte Produkte	-Verkauf von Nahrungsergänzungsmitteln (Einmalverkäufe und Abonnements)
-Kosten für nachhaltige Verpackung und Logistik	-Exklusive Studio-Pakete mit Rabattaktionen
-Marketing- und Vertriebskosten	-Kooperationen mit Bio-Läden für den Vertrieb

Abb. 2: Business Model Canvas (modifiziert nach Osterwalder et al., 2015)

3 Test des Geschäftsmodells

3.1 Hypothese zur Marktrelevanz

Wir glauben, dass...

... es ein starkes Marktinteresse an biologisch zertifizierten Nahrungsergänzungsmitteln gibt, die Qualität, Nachhaltigkeit und Geschmack miteinander verbinden.

Um dies zu verifizieren, werden wir...

... eine Online-Umfrage durchführen, die an unsere Zielgruppe (gesundheitsbewusste Konsumenten) über Social-Media-Kanäle und relevante Gesundheits-Communities verteilt wird.

Und messen...

... die Anzahl der Umfrageteilnehmer, die angeben, regelmäßig Nahrungsergänzungsmittel zu kaufen, sowie ihre Präferenz für biologisch zertifizierte Produkte.

Wir liegen richtig, wenn...

... mindestens 60 % der Umfrageteilnehmer bestätigen, dass sie Wert auf biologische nachhaltige und geschmacklich hochwertige Nahrungsergänzungsmittel legen.

Abb. 3: Test Card 1 – Hypothese zur Marktrelevanz (modifiziert nach Osterwalder et al., 2015)

3.2 Hypothese zur Zahlungsbereitschaft

Wir glauben, dass...

... die Zielgruppe bereit ist, einen Premiumpreis für ein biologisch zertifiziertes Nahrungsergänzungsmittel mit nachgewiesener Qualität zu zahlen.

Um dies zu verifizieren, werden wir...

... ein minimal funktionsfähiges Produkt (MVP) erstellen und eine Landing Page mit Kaufoption zu einem Premiumpreis (20 % über dem Marktdurchschnitt) schalten.

Und messen...

... die Conversion-Rate (Klicks auf den Kauf-Button) und die Anzahl der tatsächlichen Käufe auf der Landing Page.

Wir liegen richtig, wenn...

... mindestens 10 % der Besucher der Landing Page den Kauf abschließen oder ihr Interesse über eine Vorbestellung bekunden.

Abb. 4: Test Card 2 – Hypothese zur Zahlungsbereitschaft (modifiziert nach Osterwalder et al., 2015)

4 Finanzplanung

4.1 Kapitalbedarfsplanung und Finanzierung

4.1.1 Kapitalbedarfsplan

Tab. 1: Kapitalbedarfsplan (in Anlehnung an Carstensen, 2017; IHK Arnsberg, 2024)

Position	Kosten (€)
Harte Investitionen:	
Ausstattung	50.000
Softwareentwicklung	30.000
Maschinen und Geräte	20.000
Weiche Investitionen:	
Gründungskosten	5.000
Marketing und Eröffnungswerbung	10.000
Schulungs- und Ausbildungskosten	8.000
Puffer für unvorhergesehene Kosten	10.000
Gesamtkapitalbedarf	133.000

4.1.2 Zwei mögliche Finanzierungsformen

Eine mögliche und sinnvolle Finanzierungsform für das Geschäftsmodell PRIME TIME BioNutrition ist die Außenfinanzierung durch Eigenkapital (Bieg und Kußmaul, 2000). Die gewählte Organisationsform von den Beteiligungsfinanzierungen ist die Zusammenarbeit mit Business Angels. Business Angels sind vermögende Privatpersonen, die nicht nur Kapital, sondern auch wertvolles Know-how, Erfahrung und Netzwerke zur Verfügung stellen (Werner & Kobabe, 2005; Zantow, 2007).

Diese Form der Finanzierung ist besonders geeignet für junge Unternehmen wie PRIME TIME BioNutrition, die sich in der Gründungs- oder frühen Wachstumsphase befinden und innovative Produkte oder Dienstleistungen entwickeln (Zantow, 2007). Business Angels investieren häufig in Projekte mit hohem Wachstumspotenzial und bringen neben finanziellen Mitteln auch strategische Unterstützung ein (Werner & Kobabe, 2005; Zantow, 2007). Für PRIME TIME BioNutrition, das auf hochwertige und nachhaltige Ernährungslösungen setzt, könnte ein Business Angel aus dem Bereich der Lebensmittel- oder Gesundheitsbranche eine ideale Ergänzung sein. Die enge Zusammenarbeit ermöglicht es, von branchenspezifischem Wissen und einem gut etablierten Netzwerk zu profitieren, wodurch Marktbarrieren schneller überwunden und wichtige Partner oder Vertriebskanäle erschlossen werden können (Zantow, 2007). Ein weiterer Vorteil ist die flexible Struktur der Investitionen. Business Angels sind oft bereit, auch kleinere Beträge (ab 25.000 Euro) zu investieren, was für PRIME TIME BioNutrition in der Startphase eine realistische und bedarfsorientierte Kapitalquelle darstellt (Werner & Kobabe, 2005).

Zudem erfolgt die Zusammenarbeit auf persönlicher Ebene, was eine partnerschaftliche Unterstützung und maßgeschneiderte Lösungen für die Herausforderungen des Unternehmens ermöglicht (Werner & Kobabe, 2005). Anders als bei Banken oder institutionellen Investoren sind Business Angels in der Regel weniger bürokratisch und bieten größere Flexibilität bei der Gestaltung der Finanzierungsbedingungen (Werner & Kobabe, 2005).

Die Wahl eines Business Angels ist auch aus strategischer Sicht sinnvoll, da dieser nicht nur finanzielle Mittel bereitstellt, sondern als Mentor fungieren kann. Durch die persönliche Beziehung entsteht ein enger Austausch, der bei strategischen Entscheidungen, Produktentwicklungen und der Markteinführung von großem Nutzen sein kann. Die Erfahrung des Angels in vergleichbaren Projekten bietet PRIME TIME BioNutrition einen wichtigen Vorteil, um typische Fehler in der frühen Phase zu vermeiden.

Zusammenfassend lässt sich sagen, dass Business Angels für PRIME TIME BioNutrition eine ideale Finanzierungsform darstellen, da sie neben Kapital auch einen hohen Mehrwert in Form von Expertise und Netzwerken bieten (Zantow, 2007). Dies kann entscheidend dazu beitragen, das Geschäftsmodell schnell und nachhaltig auf dem Markt zu etablieren.

Ein weitere Finanzierungsmöglichkeit bietet die Außenfinanzierung durch Fremdkapital in Form von langfristiger Fremdfinanzierung, insbesondere durch Darlehen und öffentliche Kreditprogramme (Bieg und Kußmaul, 2000; Olfert & Reichelt, 2003). Dies bietet eine sinnvolle Möglichkeit, den Kapitalbedarf für das Geschäftsmodell von PRIME TIME BioNutrition zu decken.

Diese Form der Finanzierung ermöglicht es, größere Summen zu vergleichsweise stabilen und planbaren Konditionen aufzunehmen, was die finanzielle Planbarkeit des Unternehmens erheblich erleichtert (Eilenberger & Haghani, 2008). Darlehen stellen dabei die Grundform der langfristigen Fremdfinanzierung dar, bei der Banken oder andere Kreditgeber einen Geldbetrag zu festgelegten Zinsen und Rückzahlungsmodalitäten bereitstellen (Thommen et al., 2017). Die Rückzahlung kann beispielsweise durch Raten- oder Annuitätentilgung erfolgen, was die Belastung gleichmäßig über die Laufzeit verteilt (Olfert & Reichelt, 2003). Darüber hinaus bieten öffentliche Kreditprogramme wie die der KfW-Bankengruppe, der IKB Deutsche Industriebank AG oder von Bürgschaftsbanken attraktive Alternativen, insbesondere für Unternehmen in der Gründungsphase oder bei innovativen Geschäftsideen (Becker, 2016). Solche Programme sind häufig mit günstigen Zinssätzen und zusätzlichen Unterstützungsangeboten verbunden, was sie besonders interessant macht. Die KfW beispielsweise bietet spezielle Programme für den Mittelstand an, die gezielt auf den Ausbau und die Stärkung kleiner und mittlerer Unternehmen abzielen (Becker, 2016).

Ein Vorteil der langfristigen Fremdfinanzierung ist die Möglichkeit, durch stabile Rückzahlungspläne und planbare Zinsbelastungen die Liquidität des Unternehmens zu sichern. Zudem bleibt die unternehmerische Unabhängigkeit erhalten, da Fremdkapitalgeber keine Anteile am Unternehmen übernehmen (Bieg & Kußmaul, 2000; Eilenberger & Haghani, 2008; Thommen et al., 2017). Diese Finanzierungsform passt daher besonders gut zu PRIME TIME BioNutrition, da sie die nötigen finanziellen Mittel bereitstellt, ohne die Eigentümerstruktur oder die strategische Ausrichtung des Unternehmens zu beeinflussen. Die Verwendung von öffentlichen Kreditprogrammen kann zusätzlich dazu beitragen, die Kosten der Finanzierung zu reduzieren und den finanziellen Handlungsspielraum des Unternehmens zu erweitern.

Insgesamt bietet die langfristige Fremdfinanzierung durch Darlehen und öffentliche Kreditprogramme eine stabile und verlässliche Grundlage, um die geplanten Investitionen von PRIME TIME BioNutrition zu realisieren und gleichzeitig finanzielle Flexibilität zu bewahren.

4.2 Rentabilitätsplanung

Tab. 2: Rentabilitätsplanung (in Anlehnung an IHK Arnsberg, 2024)

Rentabilitätsvor-schau	1. Quartal	2. Quartal	3. Quartal	4. Quartal	5. Quartal	6. Quartal	7. Quartal	8. Quartal
Umsatzplan (€)								
Umsatz	50.000	70.000	100.000	130.000	150.000	170.000	180.000	200.000
Umsatzerlös	50.000	70.000	100.000	130.000	150.000	170.000	180.000	200.000
Kostenplan (€)								
Wareneinkauf	20.000	28.000	40.000	52.000	60.000	68.000	72.000	80.000
Miete	12.000	12.000	12.000	12.000	12.000	12.000	12.000	12.000
Energiekosten	3.000	3.200	3.500	3.500	3.600	3.700	3.700	3.800
Reinigungskosten	1.000	1.100	1.200	1.300	1.400	1.500	1.600	1.700
Instandhaltung	1.000	1.000	1.000	1.000	1.500	1.500	1.500	1.500
Personalkosten	25.000	27.000	30.000	32.000	35.000	37.000	39.000	40.000
Sonstige Marketingkosten	5.000	5.000	5.000	5.000	6.000	6.000	7.000	7.000
Leasingkosten	2.000	2.000	2.000	2.000	2.000	2.000	2.000	2.000
Laufende KFZ-Kosten	1.000	1.000	1.000	1.000	1.000	1.000	1.000	1.000
Sonstige Kosten (Tel., Büro, etc.)	2.000	2.000	2.000	2.000	2.000	2.000	2.000	2.000
Zinsen Bankkredit	1.500	1.500	1.500	1.500	1.500	1.500	1.500	1.500
Abschreibungen	5.000	5.000	5.000	5.000	5.000	5.000	5.000	5.000
Aufwendungen insgesamt	78.500	88.800	104.200	118.300	131.000	141.200	148.300	157.500
Betriebsergebnis (U-K) (€)	-28.500	-18.800	-4.200	11.700	19.000	28.800	31.700	42.500

5 Tabellenverzeichnis

6 Abbildungsverzeichnis

7 Literaturverzeichnis

Andrawas, S. (2024, Oktober 21). Die Nahrungsmittelergänzungsbranche: Analyse, Trends und Chancen für die Lebensmittelindustrie. Lebensmitteltechnik Deutschland. https://www.lebensmitteltechnik-deutschland.com/die-nahrungsmittelerga-enzungsbranche-analyse-trends-und-chancen-fuer-die-lebensmittelindustrie/

Becker, H. P. (2016). Investition und Finanzierung. Springer Fachmedien. https://doi.org/10.1007/978-3-658-11070-3

Bieg, & Kußmaul. (2000). Bieg / Kußmaul | Investitions- und Finanzierungsmanagement Band III: Finanzwirtschaftliche Entscheidungen. https://www.vahlen.de/bieg-kussmaul-investitions-finanzierungsmanagement-band-iii-finanzwirtschaftliche-entscheidungen/product/7676

Carstensen, S. (2017). Existenzgründung: Praktischer Leitfaden mit vielen Fallbeispielen. Springer Fachmedien. https://doi.org/10.1007/978-3-658-16515-4

Deutschland Nahrungsergänzungsmittel Markt Report 2024-2029 | Mintel. (o. J.). Abgerufen 25. Dezember 2024, von https://store.mintel.com/de/reports/deutschland-nahrungsergaenzungsmittel-markt-report

Eilenberger, G., & Haghani, S. (2008). Unternehmensfinanzierung zwischen Strategie und Rendite. Springer Science & Business Media.

Existenzgründung. (o. J.). IHK Arnsberg Hellweg-Sauerland. Abgerufen 26. Dezember 2024, von https://www.ihk-arnsberg.de/Gruendungszuschuss_nach___93_SGB_III.HTM

Fueglistaller, U., Fust, A., Müller, C. A., Müller, S., & Zellweger, T. M. (2019). Entrepreneurship. Modelle—Umsetzung—Perspektiven. Mit Fallbeispielen aus Deutschland, Österreich und der Schweiz. https://doi.org/10.1007/978-3-658-26800-8

Olfert, K., & Reichelt, C. (2003). Finanzierung / von Klaus Olfert ; Christopher Reichel von Olfert, Klaus / Reichel, Christopher: (2003) | Versandantiquariat Buchegger. https://www.zvab.com/9783470534923/Finanzierung-Olfert-Klaus-Reichel-Christopher-3470534926/plp

Osterwalder, A., Pigneur, Y., Bernarda, G., & Smith, A. (2015). Value Proposition Design: Entwickeln Sie Produkte und Services, die Ihre Kunden wirklich wollen. Die Fortsetzung des Bestsellers Business Model Generation! Campus Verlag.

Pott, O., & Pott, A. (2012). Entrepreneurship: Unternehmensgründung, unternehmerisches Handeln und rechtliche Aspekte. Springer-Verlag.

PRIME TIME fitness. (2024). Fitnessstudios Frankfurt, München und Hamburg | PRIME TIME. https://primetime-fitness.de/

Thommen, J.-P., Achleitner, A.-K., Gilbert, D. U., Hachmeister, D., & Kaiser, G. (2017). Fremdfinanzierung. In J.-P. Thommen, A.-K. Achleitner, D. U. Gilbert, D. Hachmeister, & G. Kaiser (Hrsg.), Allgemeine Betriebswirtschaftslehre: Umfassende Einführung aus managementorientierter Sicht (S. 311–322). Springer Fachmedien. https://doi.org/10.1007/978-3-658-07768-6_26

Werner, H. S., & Kobabe, R. (2005). Unternehmensfinanzierung. Stuttgart : Schäffer-Poeschel Verlag.

Zantow, R. (2007). Finanzwirtschaft der Unternehmung: Die Grundlagen des modernen Finanzmanagements: 9783827372789 - ZVAB. https://www.zvab.com/9783827372789/Finanzwirtschaft-Unternehmung-Grundlagen-modernen-Finanzmanagements-382737278X/plp

BEI GRIN MACHT SICH IHR WISSEN BEZAHLT

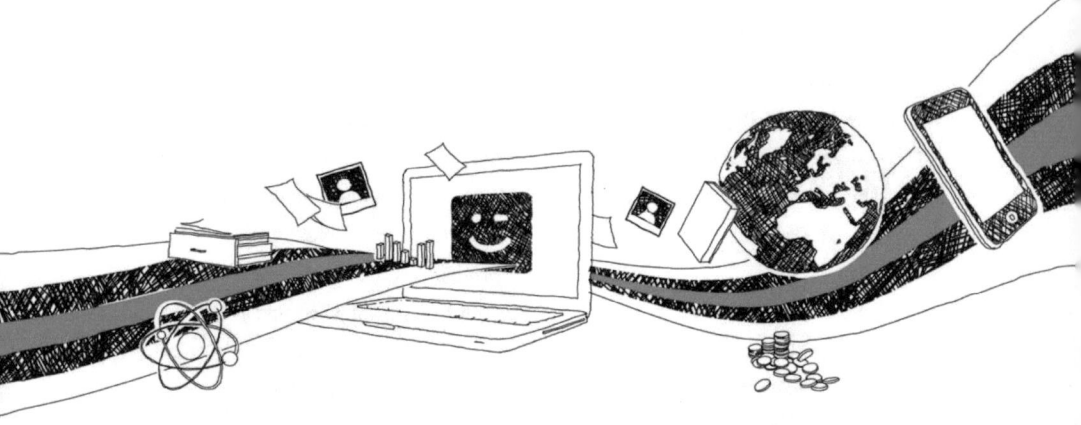

- Wir veröffentlichen Ihre Hausarbeit, Bachelor- und Masterarbeit

- Ihr eigenes eBook und Buch - weltweit in allen wichtigen Shops

- Verdienen Sie an jedem Verkauf

Jetzt bei www.GRIN.com hochladen und kostenlos publizieren

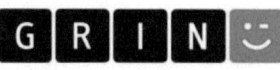